Pandemische Influenza in Deutschland 2020

Szenarien und Handlungsoptionen

Ruth Schietke[1], Britta Pinzger[1], Thomas Werner[2], Andreas Hoffknecht[2], Olav Teichert[2], Matthias Braun[2], Joachim Schulze[1]

[1]Fraunhofer INT, [2]Zukünftige Technologien Consulting (ZTC) der VDI TZ GmbH

Kontaktadresse:
Fraunhofer-Institut für
Naturwissenschaftlich-Technische Trendanalysen INT
Appelsgarten 2
53879 Euskirchen
Telefon   02251 18-0
Telefax   02251 18-277
E-Mail   info@int.fraunhofer.de
URL   http://www.int.fraunhofer.de

Umschlagabbildung mit freundlicher Genehmigung von psdesign1 - Fotolia.com

Bibliografische Information der Deutschen Nationalbibliothek
Die Deutsche Nationalbibliothek verzeichnet diese Publikation in der
Deutschen Nationalbibliografie; detaillierte bibliografische Daten sind im
Internet über http://dnb.de abrufbar.
ISBN 978-3-8396-0612-4

Druck und Weiterverarbeitung:
Printsystem GmbH, Heimsheim

Für den Druck des Buches wurde chlor- und säurefreies Papier verwendet.

© by FRAUNHOFER VERLAG, 2013
Fraunhofer-Informationszentrum Raum und Bau IRB
Postfach 800469, 70504 Stuttgart
Nobelstraße 12, 70569 Stuttgart
Telefon   0711 970-2500
Telefax   0711 970-2508
E-Mail   verlag@fraunhofer.de
URL   http://verlag.fraunhofer.de

Alle Rechte vorbehalten

Dieses Werk ist einschließlich aller seiner Teile urheberrechtlich geschützt. Jede Verwertung, die über die engen Grenzen des Urheberrechtsgesetzes hinausgeht, ist ohne schriftliche Zustimmung des Verlages unzulässig und strafbar. Dies gilt insbesondere für Vervielfältigungen, Übersetzungen, Mikroverfilmungen sowie die Speicherung in elektronischen Systemen.
Die Wiedergabe von Warenbezeichnungen und Handelsnamen in diesem Buch berechtigt nicht zu der Annahme, dass solche Bezeichnungen im Sinne der Warenzeichen- und Markenschutz-Gesetzgebung als frei zu betrachten wären und deshalb von jedermann benutzt werden dürften.
Soweit in diesem Werk direkt oder indirekt auf Gesetze, Vorschriften oder Richtlinien (z.B. DIN, VDI) Bezug genommen oder aus ihnen zitiert worden ist, kann der Verlag keine Gewähr für Richtigkeit, Vollständigkeit oder Aktualität übernehmen.

Inhalt

1 **Hintergrund und Zielsetzung** 2
2 **Methode** 5
3 **Ergebnisse** 12
3.1 Einflussbereiche, Einflussfaktoren, Schlüsselfaktoren und Projektionen 12
3.2 Auswahl der Szenarien mittels Filterkriterien 21
3.3 Ausformulierte Zukunftsbilder 22
3.3.1 Szenario 1 : „Krisenanzeichen trotz beherrschbarer Pandemielage" 22
3.3.2 Szenario 2: „Schlechte Vorbereitung führt zu Krise in Deutschland" 26
3.3.3 Szenario 3: „Wir sind auf alles vorbereitet" 29
4 **Schlussfolgerungen aus den Szenarien - Ergebnisse des Experten-Workshops** 32
4.1 Antiepidemische Präventivmaßnahmen 33
4.2 Antiepidemische Maßnahmen im Pandemiefall 34
4.3 Verbesserung der Krisenkommunikation 35
4.4 Verstärkung von Trainings- und Übungsmaßnahmen 36
4.5 Verbesserung strategischer Maßnahmen zur Pandemievorbereitung 37
4.6 Impfprävention 38
5 **Diskussion** 40

Pandemische Influenza in Deutschland 2020
Szenarien und Handlungsoptionen

1 Hintergrund und Zielsetzung

Zum Ende der 1970er wurde das Auftreten großer Epidemien/Pandemien von den großen Gesundheitsorganisationen als weitestgehend beendet betrachtet. Die letzte große Influenza-Pandemie trat 1968/69 mit der Hong-Kong-Grippe auf[1,2].

Heute aber sind alte und neue Infektionskrankheiten wieder als deutliches Problem einzuschätzen. Diese Einschätzung beruht vor allem auf dem Vormarsch und der oft raschen Verbreitung derartiger Krankheitserreger aufgrund der auch künftig weiter fortschreitenden Globalisierung und entsprechender Lebensgewohnheiten. 2010 sind über 2,5 Mrd. Passagiere im Luftverkehr befördert worden[3]. 65 % der Weltbevölkerung leben in Städten, davon ein Drittel unter unzureichenden Hygienebedingungen[4,5]. Darüber hinaus werden jährlich Millionen Tonnen an Waren weltweit transportiert.

Transport, Urbanisierung, Migrationsströme sowie die industrielle Tierhaltung können dazu beitragen, dass Situationen geschaffen werden, die eine (Weiter-)Entwicklung und Ausbreitung von Infektionserregern begünstigen. In diesem Rahmen könnten Erreger gegen bestimmte therapeutische Maßnahmen resistent werden oder es könnten sich neue Erreger-Typen entwickeln. So sollen seit Beginn der 1980er Jahre mehr als 38 neue Erreger aufgetreten sein[6]. 70 % sind dabei Zoonosen, also Erkrankungen, welche durch vom Tier zum Menschen übertragbare Erreger verursacht werden[6].

2002/2003 konnte die globale Ausbreitung des SARS-Virus (*Severe Acute Respiratory Syndrome*-assoziiertes Coronavirus), 2005/2006 auf La Réunion der Ausbruch des Chikungunya-Virus beobachtet werden. Diese Ereignisse aus der Vergangenheit haben vor Augen geführt, mit welchen Auswirkungen bei der (pandemischen) Verbreitung von Krankheitserregern zu rechnen ist.

Auch in der jüngeren Vergangenheit haben die Erfahrungen mit der pandemischen Influenza H1N1 in den Jahren 2009 und 2010 in Deutschland eindrucksvoll gezeigt, wie schnell nahezu jedermann direkt oder indirekt von den Auswirkungen einer Influenza betroffen sein kann. Diese „Neue Grippe" verlief noch relativ glimpflich, die Krankheitslast der Pandemie 2009 entsprach der einer mittleren Influenzasaison[7]. Jedoch kann jederzeit eine neue Influenza-Pandemie auftreten, mit möglicherweise wesentlich gravierenderen Auswirkungen, für deren Bewältigung umfangreiche Vorbereitungen erforderlich sind.

Das Projekt „Szenarien zu den Auswirkungen einer Pandemischen Influenza auf die Öffentliche Sicherheit Deutschlands im Jahre 2020" befasste sich vorausschauend mit diesem Themenkomplex, um mit langfristiger Perspektive zu analysieren, welche Herausforderungen in fernerer Zukunft auf uns zukommen werden und um mögliche Optionen für eine bessere Vorbereitung auf die nächste Pandemie aufzuzeigen.

Der Zeithorizont von ca. 10 Jahren wurde gewählt, da sich die gesellschaftlichen, technologischen und organisatorischen

Rahmenbedingungen, die einen Einfluss auf den Verlauf einer pandemischen Influenza haben können, innerhalb der nächsten zehn Jahre deutlich verändern werden. Exemplarisch seien hier Faktoren wie die breite Nutzung neuer Medien und Informationswege (Twitter etc.) oder die Veränderung der Bevölkerungsstruktur (Demografischer Wandel) genannt. Diese Änderungen lassen sich in vielen Fällen bereits hinreichend sicher abschätzen, was bei einem längeren Prognosezeitraum nicht der Fall wäre. Gegen einen längeren Prognosezeitraum spricht auch der hohe Handlungsdruck, der auf der Gesellschaft und staatlichen Stellen lastet. Niemand weiß, wann Deutschland von einer schweren pandemischen Influenza getroffen werden wird.

Durch die Szenario-Analyse wurden Faktoren und Umfeldveränderungen identifiziert, die einen besonders starken Einfluss auf den Verlauf und die Auswirkungen einer Pandemischen Influenza im Jahre 2020 haben werden. Aus den verschiedenen Ausprägungen derartiger Faktoren wurden in diesem Projekt schlüssige Szenarien generiert.

Die Entwicklung dieser Szenarien soll dazu beitragen, sich frühzeitig auf mögliche Entwicklungen einzustellen und Handlungsoptionen für verschiedene Pandemieverläufe vorzubereiten, auf die sowohl präventiv als auch im akuten Falle zurückgegriffen werden kann.

2 Methode

Um der oben gestellten Zielsetzung nachzukommen, wurde die Methode der Szenario-Technik angewendet.

Häufig wird der Begriff Szenario-Entwicklung mit dem intuitiven, kreativ-willkürlichen Entwerfen von Zukunftsbildern gleichgesetzt, vergleichbar dem Vorgehen von z. B. Science-Fiction Autoren. Diesem Projekt wurde hingegen die methodisch fundierte Szenario-Technik zugrunde gelegt, wie sie im Kontext der Zukunftsforschung eingesetzt wird. Hier werden auf Basis einer systematischen Analyse relevanter Einflussbereiche, Schlüsselfaktoren und Entwicklungsrichtungen zu bestimmten Themenkomplexen, schlüssige, alternative Zukunftsbilder entworfen. Diese dienen als vorausschauende Vorbereitung auf verschiedene mögliche Zukunftsentwicklungen, um frühzeitig agieren zu können - auch präventiv - statt im Falle des Eintretens einer bestimmten Zukunft nur noch reagieren zu können. Dieses „Denken auf Vorrat" mündet in der Regel entweder direkt in Strategien oder es werden verschiedene Maßnahmenpakete konzipiert, die je nach eintretendem Fall „aus der Schublade" gezogen werden können.

Im hier zugrunde liegenden Szenario-Prozess wurden die folgenden Schritte durchgeführt:

I. In der *Szenario-Vorbereitung* wurde die Zielsetzung festgelegt und das Interessenfeld definiert. Dabei wurden zur Strukturierung des Interessenfeldes entsprechende Einflussbereiche ermittelt.

II. In der *Szenariofeld-Analyse* wurden zunächst innerhalb der Einflussbereiche liegende Einflussfaktoren recherchiert und zu einem detaillierten Beschreibungskatalog aufbereitet. Anschließend wurden die Faktoren in der sogenannten Einflussmatrix paarweise bezüglich ihrer Relevanz für die Fragestellung bewertet. In einer vierstufigen Skala [0 – 1 – 2 – 3] wurde der Einfluss eines Faktors A richtungsabhängig auf einen Faktor B beurteilt. Eine „0" bedeutet, dass ein Faktor keinen Einfluss auf einen anderen Faktor eines Paares ausübt, eine „3" bewertet einen sehr starken Einfluss. Da der Einfluss eine asymmetrische Relation zwischen A und B ist, muss darauf geachtet werden, dass die Bewertungsrichtung über die gesamte Matrix beibehalten wird – dabei ist die fortlaufende Bewertung „Spalte auf Zeile" oder „Zeile auf Spalte" beliebig, sofern die anschließende Auswertung die Richtungswahl berücksichtigt.

Im Anschluss wurde auf Basis dieser Bewertungen eine algorithmische Einflussanalyse durchgeführt und besonders relevante Schlüsselfaktoren identifiziert. Dabei wurde die Szenario-Software „ZTC-Futurescenes" der Zukünftige Technologien Consulting (ZTC) der VDI TZ GmbH eingesetzt, um die direkten und indirekten Einflüsse aller Faktoren auf das Gesamtsystem zu untersuchen und besonders jene Faktoren zu identifizieren, die aktiv und dynamisch auf das System wirken.

III. In der *Szenario-Prognostik* wurden für jeden Schlüsselfaktor mögliche Zukunftsprojektionen in das Jahr 2020 entwickelt. Zwei bis fünf Ausprägungen wurden hier pro Faktor definiert.

IV. In der *Szenario-Bildung* wurden eine Konsistenzanalyse und die darauf basierende Berechnung der Szenarien durchgeführt. Zunächst wurden dafür die Schlüsselfaktoren und Ausprägungen in einer Konsistenzmatrix paarweise auf Schlüssigkeit (Konsistenz) geprüft. Eine fünfstufige Skala (von -2 bis +2) diente als Bewertungsgrundlage. Paare, die in einem Zukunftsszenario undenkbar waren, wurden mit -2 bewertet. Paare, die gut nebeneinander auftreten können oder sich sogar begünstigen, wurden mit einer +2 bewertet. Die nachfolgende Tabelle zeigt die verwendete fünfstufige Skala:

Tabelle 1: Fünfstufige Skala zur Bewertung der Konsistenz

-2	Totale Inkonsistenz, d. h. die beiden Projektionen schließen einander aus und können nicht zusammen in einem glaubwürdigen Szenario vorkommen.
-1	Partielle Inkonsistenz, d. h. die beiden Projektionen beeinflussen einander. Ihr gemeinsames Auftreten beeinträchtigt die Glaubwürdigkeit des Szenarios.
0	Neutral oder unabhängig voneinander, d. h. die beiden Projektionen beeinflussen einander nicht und ihr Auftreten beeinflusst die Glaubwürdigkeit des Szenarios nicht.
1	Die beiden Projektionen können gut in einem Szenario vorkommen, sie können sich auch gegenseitig begünstigen.
2	Sehr starke gegenseitige Unterstützung, d. h. aufgrund des Eintretens der einen Projektion kann auch mit dem Eintreten der anderen Projektion gerechnet werden.

Im Gegensatz zur richtungsabhängigen Einflussmatrix ist die Konsistenzmatrix symmetrisch, da hier das gleichzeitige Auftreten eines Projektionspaares in der Zukunft bewertet wird.

Aufgrund der zahlreichen Einflussfaktoren mit ihrerseits mehreren Entwicklungsmöglichkeiten ist die Anzahl der sich daraus ergebenden möglichen Zukunftsbilder kombinatorisch bedingt sehr hoch und kann ohne Softwareunterstützung nicht bewältigt werden (Beispiel: nur 20 Einflussfaktoren mit jeweils 3 Entwicklungsmöglichkeiten ergeben 3^{20} = 3.486.784.401 Kombinationen). Aufgabe der eingesetzten Software der ZTC ist es, systematisch verschiedene schlüssige Zukunftsbilder/ Szenarien zu generieren, um eine fundierte Grundlage für strategische Überlegungen zu bieten.

Die Berechnung der konsistenten Szenarien verfolgt zwei Ziele. Erstens werden inkonsistente Faktor-Paarungen identifiziert und die damit verbundenen Szenarien herausgefiltert. Die verbleibenden konsistenten Szenarien werden ermittelt und ihre jeweiligen Konsistenzsummen berechnet. Ein einzelnes Szenario besteht dabei aus einer für dieses Szenario exklusiven Belegung der einzelnen Schlüsselfaktor-Projektionen. Die Summe aller Schlüsselfaktorenpaare dieses Szenarios bildet die sogenannte Konsistenzsumme. Je schlüssiger das Szenario, desto höher ist diese Summe.

Die zur Berechnung der konsistenten Szenarien verwendete Software untersucht mit speziellen Algorithmen und parallelisierten Berechnungen im Rechnerverbund per vollständiger Enumeration alle theoretisch möglichen Szenarien.

Die Elemente aus der Ergebnismenge der konsistenten Szenarien unterscheiden sich jeweils voneinander. Jedes Szenario ist einzigartig, trotzdem können Cluster ähnlicher Szenarien identifiziert werden. Wird als Clustereigenschaft eine spezifische Ausprägungsbelegung festgelegt, so können alle Szenarien mit der entsprechenden Belegung dort einsortiert werden. Werden weitere zusätzliche Ausprägungen fixiert, verkleinert sich der Cluster und die enthaltenen Szenarien erhalten spezifischere Eigenschaften. Als Vertreter eines solchen Clusters kann dann beispielsweise jenes Szenario gesucht werden, das in diesem Cluster die maximale Konsistenzsumme hat.

Auch der umgekehrte Weg ist möglich, also das Vorgeben bestimmter Szenario-Eigenschaften, nach denen anschließend die Szenarien sortiert werden. Diese Vorgehensweise wurde im vorliegenden Szenario-Projekt gewählt. Als Szenario-Eigenschaften wurden beispielsweise folgende Charakteristika festgelegt und zu sogenannten „Filtern" zusammengefasst:

- Szenarien: »Mittlere Krise«
- Szenarien: »Wahrung der öffentlichen Sicherheit trotz Krise«
- Szenarien: »Schlechte Krisenkommunikation«
- Szenarien: »Gute Kommunikation in der Krise«

Für jeden dieser Filter wurde bestimmt, wie ausgewählte Ausprägungen bestückt sein müssen, um eine solche

Szenario-Eigenschaft über charakteristische Schlüsselfaktoren zu erzielen.

Anhand der Filterkriterien wurde eine Auswahl spezifischer Szenarien aus der Gesamtzahl aller konsistenten Szenarien herausgefiltert. Diese Rohszenarien, mit ihrem jeweils spezifischen Set an Ausprägungen der Schlüsselfaktoren, wurden dann zu Zukunftsbildern ausformuliert.

V. Für die *Szenario-Implikationen* wurde ein Experten-Workshop durchgeführt, in dessen Verlauf mögliche Auswirkungen der ausgewählten Szenarien diskutiert wurden.

VI. Die *Strategie-Entwicklung* wurde ebenfalls in diesem Experten-Workshop anhand der Szenarien sowie den Szenario-Implikationen abgeleitet. Dabei wurden Handlungsziele diskutiert und Handlungsoptionen entwickelt.

Zusätzlich wurden Experten aus den Bereichen Forschung, Medizin und Bevölkerungsschutz bereits zur Herleitung der Einflussfaktoren und ihrer möglichen Ausprägungen sowie der Validierung des erarbeiteten Beschreibungskataloges (Schritt II) in mündlicher oder schriftlicher Form befragt.

Die folgende Abbildung fasst die Schritte des hier durchgeführten Szenario-Prozesses zusammen:

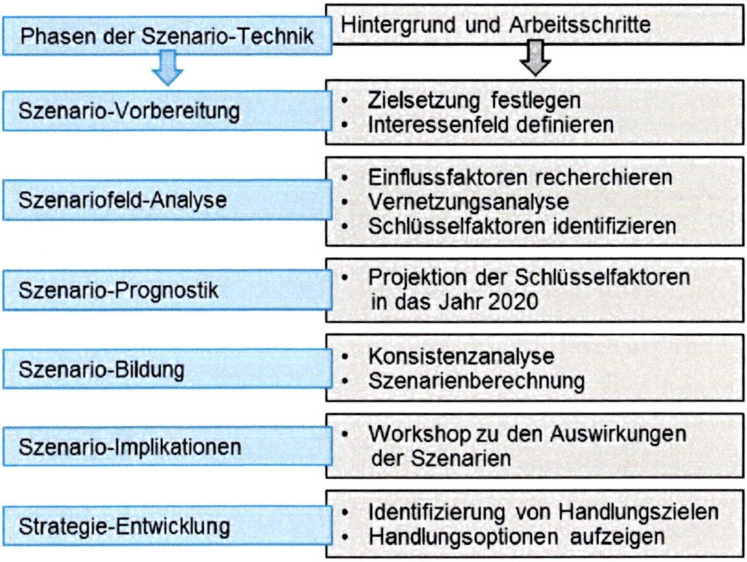

Phasen der Szenario-Technik	Hintergrund und Arbeitsschritte
Szenario-Vorbereitung	• Zielsetzung festlegen • Interessenfeld definieren
Szenariofeld-Analyse	• Einflussfaktoren recherchieren • Vernetzungsanalyse • Schlüsselfaktoren identifizieren
Szenario-Prognostik	• Projektion der Schlüsselfaktoren in das Jahr 2020
Szenario-Bildung	• Konsistenzanalyse • Szenarienberechnung
Szenario-Implikationen	• Workshop zu den Auswirkungen der Szenarien
Strategie-Entwicklung	• Identifizierung von Handlungszielen • Handlungsoptionen aufzeigen

Abbildung 1: Übersicht über die Phasen des Szenario-Prozesses.

3 Ergebnisse

3.1 Einflussbereiche, Einflussfaktoren, Schlüsselfaktoren und Projektionen

Zur Szenario-Vorbereitung wurden zunächst für das Interessenfeld der pandemischen Influenza sechs Einflussbereiche identifiziert:

1. Kritische Infrastrukturen
2. Bevölkerungsschutz
3. Technologie/Medizin
4. Kommunikation/Informationslage der Bevölkerung
5. Gesellschaft & Bevölkerung
6. Politische und ökonomische Rahmenbedingungen

Anhand dieser Einflussbereiche wurde die Analyse des Interessenfeldes inhaltlich strukturiert.

Zur detaillierten Charakterisierung des Interessenfeldes wurden für jeden Einflussbereich Einflussfaktoren erarbeitet. Zunächst konnten ca. 50 Einflussfaktoren identifiziert werden, die in der Folge durch elf Experten-Gespräche bestätigt oder ergänzt wurden. In Summe konnten so 76 Einflussfaktoren identifiziert werden, für die ein umfangreicher Beschreibungskatalog ausgearbeitet wurde. Die Einflussfaktoren wurden anschließend in der Einflussmatrix paarweise hinsichtlich ihrer Relevanz für die Fragestellung bewertet und per Vernetzungsanalyse auf für das Interessenfeld der pandemischen Influenza entscheidende Schlüsselfaktoren reduziert.

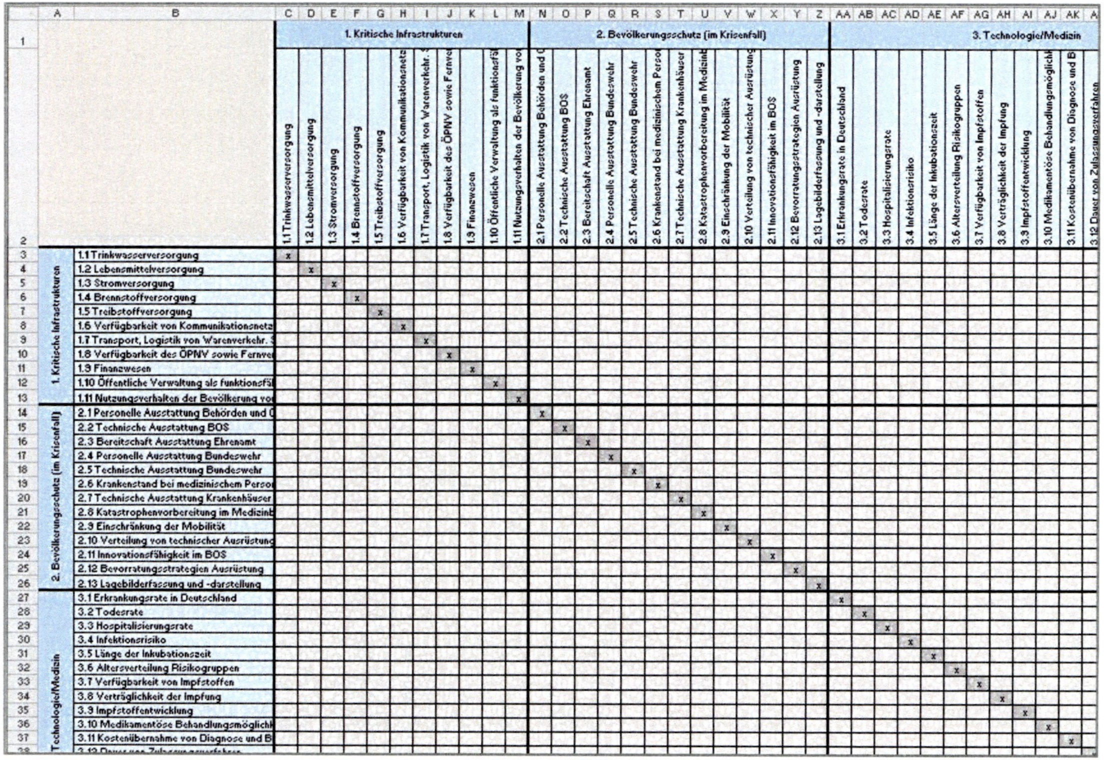

Abbildung 2: Ausschnitt aus der Einflussmatrix.

Auf Basis dieser Bewertungen wurden durch die algorithmische Einflussanalyse mittels der Szenario-Software „ZTC-Futurescenes" 30 Schlüsselfaktoren identifiziert. Aus diesen 30 Faktoren wurden 21 Faktoren direkt übernommen. Weitere sechs Faktoren wurden herausgearbeitet, die entweder ebenfalls durch die Szenario-Software ermittelt wurden und/oder für die Fragestellung eine besondere inhaltliche oder strategische Relevanz aufwiesen.

Für diese 27 identifizierten Schlüsselfaktoren wurden jeweils zwei bis fünf Ausprägungen entwickelt, das heißt Zukunftsprojektionen, die für den jeweiligen Faktor in den nächsten acht Jahren denkbar sind. Diese wurden ebenfalls Experten aus den Bereichen Pandemien und Bevölkerungsschutz zur Evaluierung vorgelegt.

Tabelle 2: 27 Schlüsselfaktoren und ihre Ausprägungen

Schlüsselfaktor	Projektionen
1. Trinkwasserversorgung	a. uneingeschränkt b. regional oder zeitweise eingeschränkt c. völlig zusammengebrochen
2. Lebensmittelversorgung	a. uneingeschränkt b. regional, zeitweise oder im Angebotsumfang eingeschränkt c. völlig zusammengebrochen
3. Stromversorgung	a. uneingeschränkt sichergestellt b. Stunden bis mehrere Tage zeitweise oder regional eingeschränkt c. ganz ausgefallen und funktioniert nur in

Schlüsselfaktor	Projektionen
	wichtigen/zentralen Einrichtungen d. ganz ausgefallen
4. Treibstoffversorgung	a. uneingeschränkt sichergestellt b. Treibstoffversorgung ist für den Warenverkehr und BOS[i] sichergestellt c. Treibstoffversorgung ist für BOS sichergestellt d. ist ganz zusammengebrochen
5. Verfügbarkeit von Kommunikationsnetzen	a. uneingeschränkt sichergestellt b. Kommunikation ist für BOS sichergestellt c. Kommunikation für BOS zeitlich oder regional eingeschränkt
6. Personelle Ausstattung von BOS	a. BOS weisen keinerlei Personalengpässe auf b. BOS haben erkennbare Personalengpässe c. BOS haben große Personalausfälle
7. Training zur Katastrophen- vorbereitung im Medizinbetrieb	a. flächendeckend und in ausreichendem Umfang b. nicht flächendeckend und in eingeschränktem Umfang
8. Angeordnete Einschränkung der Mobilität	a. nicht eingeschränkt b. deutlich eingeschränkt c. sehr stark eingeschränkt
9. Verteilung von technischer Ausrüstung	a. zentrale Lager mit Verteilung nach Gießkannenprinzip b. zentrale Lager mit festgelegter

[i] Behörden und Organisationen mit Sicherheitsaufgaben

Schlüsselfaktor	Projektionen
	Verteilungsstrategie c. dezentrale Lager mit Verteilung nach Gießkannenprinzip d. dezentrale Lager mit festgelegter Verteilungsstrategie e. keine Verteilungsstrategien
10. Innovationsfähigkeit in BOS	a. sehr hohe Innovationsfähigkeit b. hohe Innovationsfähigkeit c. geringe Innovationsfähigkeit
11. Lagebilderfassung und Lagebilddarstellung	a. in Echtzeit und hoher Qualität b. teilweise zeitlich verzögert oder lückenhaft in schwankender Qualität c. ungenau und in weiten Teilen von geringer Qualität
12. Erkrankungsrate in Deutschland	a. 5 Millionen Erkrankte b. 24 Millionen Erkrankte c. 40 Millionen Erkrankte
13. Todesfälle	a. 8-10 Mio. Tote in der Bevölkerung b. 1 Mio. Tote in der Bevölkerung c. 103.000 Tote in der Bevölkerung d. 5000-15000 Tote in der Bevölkerung
14. Hospitalisierungen	a. Überlastung der Krankhäuser b. Auslastung der Krankenhäuser c. Krankenhäuser nicht ausgelastet

Schlüsselfaktor	Projektionen
15. Infektionsrisiko	a. geringes Infektionsrisiko b. mittleres Infektionsrisiko c. hohes Infektionsrisiko
16. Verfügbarkeit des Impfstoffs	a. steht zu Beginn zur Verfügung b. steht zum Peak zur Verfügung c. steht zum Ende zur Verfügung
17. Medikamentöse Behandlungsmöglichkeiten	a. sind gegeben b. sind innerhalb eines therapeutischen Fensters von 36-48 h gegeben c. sind nicht gegeben
18. Prioritätenliste für die Impfstoffversorgung	a. Priorisierung für medizinisches Personal und für Bevölkerung b. Priorisierung für medizinisches Personal und keine für Bevölkerung c. keine Priorisierung
19. Versorgungslage mit Medikamenten, Desinfektionsmitteln etc.	a. Vorräte für bis zu 12 Wochen b. Vorräte für maximal 2 Wochen c. Vorräte für lediglich zwei Tage
20. Tatsächliche Impfquote	a. < 15% b. 40% c. > 80%
21. Kommunikation zwischen den Behörden und der Öffentlichkeit	a. optimal b. zeitweise verzögert, unvollständig oder unregelmäßig c. häufig verzögert, unvollständig oder unregelmäßig

Schlüsselfaktor	Projektionen
22. Kommunikation zwischen Teilöffentlichkeit und Politik über die neuen Medien	a. verläuft ausgewogen und sachbezogen b. verläuft teilweise interessensbezogen und polemisch c. verläuft überwiegend interessensgesteuert und emotional
23. Stimmungslage in der Bevölkerung	a. ruhig und besonnen b. abgestumpft und ignoriert vorhandene Risiken c. verunsichert und verängstigt d. sehr aufgeheizt
24. Ausnutzung der Notlage durch Kriminelle, Extremisten	a. vereinzelt und regional begrenzt b. häufiger und verstärkt überregional c. in hoher Zahl und in ganz Deutschland
25. (Inter-)nationale Kooperation	a. uneingeschränkte Kooperation b. eingeschränkte Kooperation c. keine Kooperation
26. Entscheidungs- und Zuständigkeitsstrukturen in Deutschland	a. durchgängiges nationales Krisenmanagementsystem b. kein durchgängiges Krisenmanagementsystem
27. Pandemieplanung in der öffentlichen Verwaltung	a. umfassende Pandemieplanung b. lückenhafte Pandemieplanung c. keine Pandemieplanung

Die Schlüsselfaktoren und Ausprägungen wurden unter Verwendung der Konsistenzmatrix paarweise auf Schlüssigkeit (Konsistenz) geprüft und daraus software-unterstützt die konsistenten, d. h. in sich schlüssigen Szenarien berechnet.

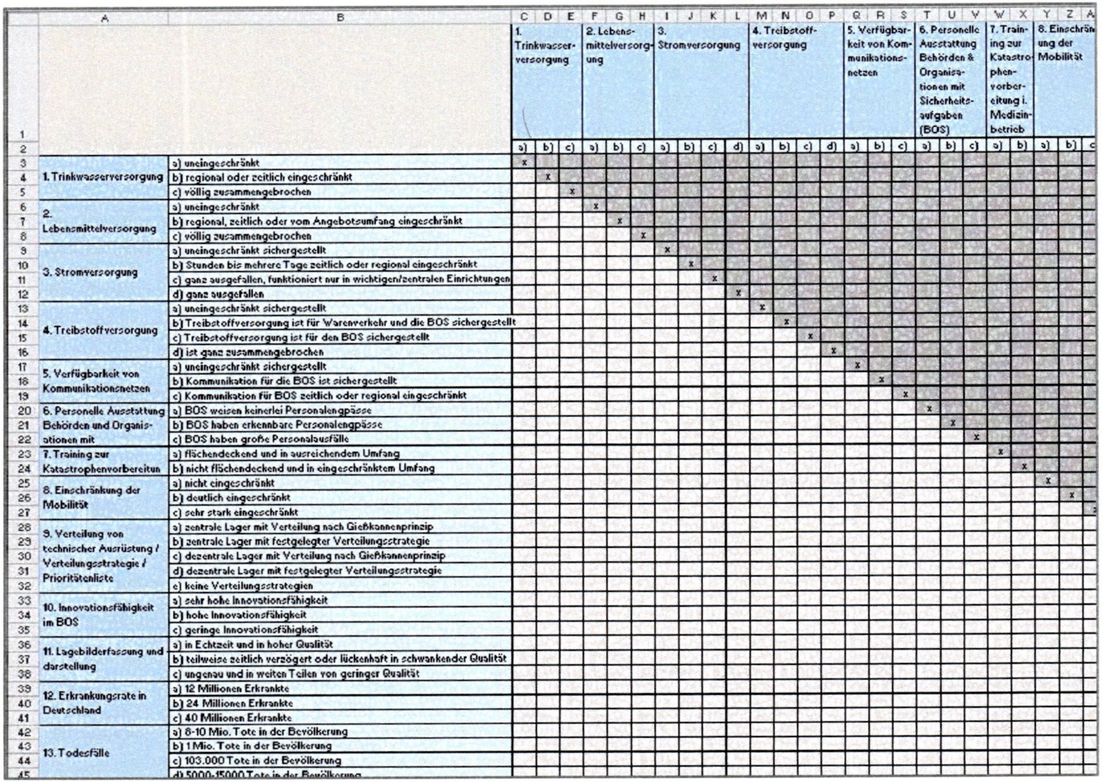

		1. Trinkwasser-versorgung			2. Lebens-mittelversorg-ung			3. Stromversorgung				4. Treibstoff-versorgung				5. Verfügbar-keit von Kom-munikations-netzen			6. Personelle Ausstattung Behörden & Organisa-tionen mit Sicherheits-aufgaben (BOS)			7. Train-ing zur Katastro-phen-vorber-eitung i. Medizin-betrieb		8. Einschrän-ung der Mobilität		
		a)	b)	c)	a)	b)	c)	a)	b)	c)	d)	a)	b)	c)	d)	a)	b)	c)	a)	b)	c)	a)	b)	a)	b)	c
1. Trinkwasserversorgung	a) uneingeschränkt	x																								
	b) regional oder zeitlich eingeschränkt		x																							
	c) völlig zusammengebrochen			x																						
2. Lebensmittelversorgung	a) uneingeschränkt				x																					
	b) regional, zeitlich oder vom Angebotsumfang eingeschränkt					x																				
	c) völlig zusammengebrochen						x																			
3. Stromversorgung	a) uneingeschränkt sichergestellt							x																		
	b) Stunden bis mehrere Tage zeitlich oder regional eingeschränkt								x																	
	c) ganz ausgefallen, funktioniert nur in wichtigen/zentralen Einrichtungen									x																
	d) ganz ausgefallen										x															
4. Treibstoffversorgung	a) uneingeschränkt sichergestellt											x														
	b) Treibstoffversorgung ist für Warenverkehr und die BOS sichergestellt												x													
	c) Treibstoffversorgung ist für den BOS sichergestellt													x												
	d) ist ganz zusammengebrochen														x											
5. Verfügbarkeit von Kommunikationsnetzen	a) uneingeschränkt sichergestellt															x										
	b) Kommunikation für die BOS ist sichergestellt																x									
	c) Kommunikation für BOS zeitlich oder regional eingeschränkt																	x								
6. Personelle Ausstattung Behörden und Organisationen mit	a) BOS weisen keinerlei Personalengpässe																		x							
	b) BOS haben erkennbare Personalengpässe																			x						
	c) BOS haben große Personalausfälle																				x					
7. Training zur Katastrophenvorbereitun	a) flächendeckend und in ausreichendem Umfang																					x				
	b) nicht flächendeckend und in eingeschränktem Umfang																						x			
8. Einschränkung der Mobilität	a) nicht eingeschränkt																							x		
	b) deutlich eingeschränkt																								x	
	c) sehr stark eingeschränkt																									x
9. Verteilung von technischer Ausrüstung / Verteilungsstrategie / Prioritätenliste	a) zentrale Lager mit Verteilung nach Gießkannenprinzip																									
	b) zentrale Lager mit festgelegter Verteilungsstrategie																									
	c) dezentrale Lager mit Verteilung nach Gießkannenprinzip																									
	d) dezentrale Lager mit festgelegter Verteilungsstrategie																									
	e) keine Verteilungsstrategien																									
10. Innovationsfähigkeit im BOS	a) sehr hohe Innovationsfähigkeit																									
	b) hohe Innovationsfähigkeit																									
	c) geringe Innovationsfähigkeit																									
11. Lagebilderfassung und darstellung	a) in Echtzeit und in hoher Qualität																									
	b) teilweise zeitlich verzögert oder lückenhaft in schwankender Qualität																									
	c) ungenau und in weiten Teilen von geringer Qualität																									
12. Erkrankungsrate in Deutschland	a) 12 Millionen Erkrankte																									
	b) 24 Millionen Erkrankte																									
	c) 40 Millionen Erkrankte																									
13. Todesfälle	a) 8-10 Mio. Tote in der Bevölkerung																									
	b) 1 Mio. Tote in der Bevölkerung																									
	c) 103.000 Tote in der Bevölkerung																									
	d) 5000-15000 Tote in der Bevölkerung																									

Abbildung 3: Ausschnitt aus der Konsistenzmatrix.

Zusammen mit ihren jeweiligen Entwicklungsprojektionen können die 27 Schlüsselfaktoren zu einem theoretischen Zukunftsraum von 17 Billionen Szenarien kombiniert werden. Aus diesen theoretisch gesamtmöglichen Zukunftsszenarien konnten 3,9 Milliarden konsistente Szenarien herausgefiltert werden.

3.2 Auswahl der Szenarien mittels Filterkriterien

Aus den ermittelten ca. vier Milliarden konsistenten Szenarien wurden durch Anwendung von Kriterienbündeln drei Szenarien ausgewählt. Neben der Konsistenz eines Szenarios kamen hier Eigenschaften wie die Wahrscheinlichkeit einer Projektion, das Maß der Unterschiedlichkeit der ausgewählten Szenarien sowie für die Fragestellung strategisch relevante Eigenschaften von Szenario-Clustern zum Einsatz.

Der Auswahl der Szenarien wurden folgende Maßgaben vorangestellt:

Ein Szenario sollte sich durch eine hohe Wahrscheinlichkeit und gleichzeitig durch eine hohe Konsistenz auszeichnen. Die Summe der Einzelwahrscheinlichkeiten der Projektionen sollte in Kombination mit dem jeweiligen Konsistenzwert über alle Szenarien am höchsten sein.

Ein zweites Szenario sollte als ein typisches Trend-Szenario mit hoher Konsistenz beschrieben sein. Dieses Szenario sollte die geringsten Abweichung zu den jeweils am häufigsten vorkommenden Projektionen der einzelnen Schlüsselfaktoren über alle Szenarien aufweisen.

Ein drittes Szenario sollte sich ebenfalls durch eine hohe Konsistenz auszeichnen und darüber hinaus den inhaltlichen Schwerpunkt auf Eigenschaften haben, welche eine optimale Vorbereitung durch den Staat erkennen lassen.

3.3 Ausformulierte Zukunftsbilder

Anhand der eingesetzten Kriterienbündel wurden folgende drei Szenarien ausgewählt und als Zukunftsbilder ausformuliert:

3.3.1 Szenario 1: „Krisenanzeichen trotz beherrschbarer Pandemielage"

Im Jahr 2020 erreicht uns eine globale Pandemie. Fünf Millionen Deutsche erkranken, von denen 5000-15000 Menschen dem Influenzavirus erliegen. Trotz dieses vergleichsweise geringen Ausmaßes der Pandemie in Deutschland – die Zahlen der Betroffenen sind auch für eine saisonale Influenza nicht unüblich – entstehen erhebliche Probleme: Die Stimmungslage in der Bevölkerung ist verunsichert und verängstigt. Die Krankenhäuser sind mit dem stationären Patientenaufkommen überlastet. Auf welche Faktoren lassen sich diese Anzeichen einer Krise zurückführen?

An einem Ausfall der kritischen Infrastrukturen wie Strom-, Trinkwasser-, Lebensmittel und Treibstoffversorgung sowie der Kommunikationsnetze liegt es nicht: Diese sind von den Auswirkungen der Pandemie, etwa Personalknappheit durch Erkrankungen, nicht im Besonderen betroffen. Die Verunsicherung begründet sich auch nicht durch eine Destabilisierung der öffentlichen Sicherheit. Eine Ausnutzung der Krise, beispielsweise durch Plünderungen oder vermehrte kriminelle Übergriffe, kann von der Polizei unterbunden werden.

Trägt die medizinische Vorbereitung und Bewältigung der Pandemie Schuld am Ausbruch der Krise? Die Katastrophenvorbereitung im Medizinbetrieb war umfassend. Medikamentöse Behandlungsmöglichkeiten mittels Virustatika stehen innerhalb eines therapeutischen Fensters von 36-48 Stunden nach Krankheitsbeginn zur Verfügung. Der Impfstoff steht für den Großteil der Bevölkerung zum Peak der ersten Pandemiewelle bereit, da durch die früheren Erfahrungen anderer Erdteile entsprechende Vorkehrungen getroffen werden konnten. Die gute Verfügbarkeit von Impfstoff in Deutschland ist ein großer Vorteil, denn das Infektionsrisiko ist hoch. Durch die Angst der Bürgerinnen und Bürger vor einer Ansteckung mit dem Virus ist die Impfbereitschaft gestiegen. So liegt die tatsächliche Impfquote immerhin bei 40 %.

Und dennoch sind die Krankenhäuser überlastet, was darauf hindeuten könnte, dass in diesem Bereich – und gerade auf den Intensivstationen – im Jahr 2020 zu wenige Kapazitäten vorliegen.

Wie gut sind die Behörden und Organisationen mit Sicherheitsaufgaben (BOS) auf die Pandemie vorbereitet und wie erfolgreich bewältigen sie sie?

Die Bereitschaft der Entscheidungs- und Funktionsträger, innovative Technologien und Strategien zur Wahrnehmung ihrer Aufgaben im Bevölkerungs- und Katastrophenschutz anzuwenden, ist gering. Für die Verteilung und Bevorratung technischer Ausrüstung, darunter auch effektives Ressourcen- und Logistikmanagement für betroffene Regionen und Krankenhäuser, existiert keine Strategie. Eine qualitativ hochwertige Lagebilderfassung in Echtzeit kann ihr Potenzial nicht entfalten. Trotz der umfassenden Pandemieplanung in der öffentlichen Verwaltung, insbesondere auf kommunaler Ebene, mangelt es bei der Umsetzung, da die Koordination fehlt: Es gibt kein durchgängiges nationales Krisenmanagement. Vor allem in der Zusammenarbeit von Bund und Ländern weisen die Entscheidungs- und Zuständigkeitsstrukturen Lücken auf. Auch die internationale Kooperation in Bezug auf grenzüberschreitende Katastrophenschutzmaßnahmen ist eingeschränkt. Durch erkennbare Personalengpässe insbesondere aufgrund von erkrankten Beschäftigten sind die BOS nur noch eingeschränkt zur Wahrnehmung ihrer Aufgaben fähig.

Ein wesentlicher Faktor für die schlechte Stimmungslage besteht in der Kommunikation zwischen den Behörden und der Öffentlichkeit. Diese ist teilweise unvollständig und verzögert, die Bürgerinnen und Bürger fühlen sich schlecht informiert. Die Kommunikation von Politik und Internetnutzern über die neuen Medien verläuft teilweise interessensbezogen und polemisch, sodass auch über diesen Kanal kein klärender und vertrauensbildender Informationsaustausch erfolgt.

Abbildung 4: Szenario 1 „Krisenanzeichen trotz beherrschbarer Pandemielage". Ein Fluss der Versorgung und Krisenbewältigung ist grundsätzlich vorhanden. Die Informationen fließen in Echtzeit bei den Behörden herein und darauf folgen die entsprechenden Reaktionen. Diese werden jedoch nicht übergeordnet sondern durch Länder- bzw. Behörden-Einzelaktionen gesteuert. Es liegt kein grenzübergreifendes Konzept zur Krisenbewältigung vor. Die Versorgung mit Trinkwasser, Energie, Lebensmitteln und Treibstoff ist gesichert. Die Krankenhäuser sind überlastet. Die Bürger sind verunsichert aufgrund der schlechten Kommunikation bzw. mangelnden Information.

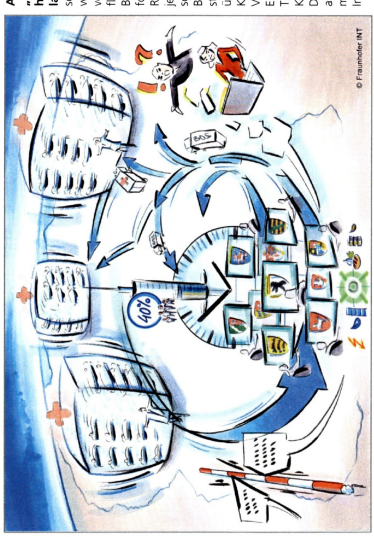

3.3.2 Szenario 2: „Schlechte Vorbereitung führt zu Krise in Deutschland"

Eine Pandemie führt in Deutschland zu deutlichen Krisensymptomen: Die Krankenhäuser sind voll, die Supermärkte leeren sich, die Handynetze brechen zusammen. Die Menschen wissen nicht, wie sie sich verhalten sollen. Meldungen von offizieller Seite kommen zu spät und lückenhaft. 24 Millionen Menschen erkranken an dem Virus. Wie kommt es zu dieser Krise?

Das medizinische Personal ist nicht flächendeckend für den Katastrophenfall geschult und die Kapazitäten der Krankenhäuser sind nicht auf die Anzahl der zu behandelnden Patienten vorbereitet, insbesondere da nicht genügend Intensivbetten zur Verfügung stehen. Eine Überlastung der Krankenhäuser ist die Folge. 103.000 Menschen können von der Influenza nicht geheilt werden und sterben. Diese Zahl übersteigt die Todesrate einer saisonalen Influenza deutlich. Probleme bereiten die Tatsachen, dass das Virus ein hohes Ansteckungsrisiko birgt und ein geeigneter Impfstoff erst gegen Ende der Pandemie verfügbar ist. Das medizinische Personal und Sicherheitskräfte werden daher priorisiert geimpft. Insgesamt sind unter 15 % der Bevölkerung geimpft.

Um die Pandemie einzudämmen, stehen innerhalb eines therapeutischen Zeitfensters von 36-48 h antivirale Arzneimittel zur Verfügung. Der Vorrat der Krankenhäuser an solchen Arzneien und für weiteres medizinisches Material reicht für zwei Wochen.

Nachdem die Aufgaben von Beschäftigten, die an dem Virus erkrankt sind oder sich um kranke Familienmitglieder kümmern, nicht mehr erfüllt werden, entstehen bei wichtigen Infrastrukturen wie der Lebensmittel- und Treibstoffversorgung sowie den Kommunikationsnetzen Einschränkungen für die Bevölkerung. Aufgrund von Hamsterkäufen kommt es in der Lebensmittelversorgung zu regionalen Ausfällen und einer Einschränkung des Warensortiments. Zugang zu Treibstoff und Kommunikationsnetzen besteht nur noch für Behörden und Organisationen mit Sicherheitsaufgaben (BOS).

Die BOS weisen in dieser Situation ebenfalls erkennbare Personalengpässe auf, wodurch sie nur noch eingeschränkt einsatz- und handlungsfähig sind. Unter anderem ist auch eine geringe Innovationsfähigkeit im Vorfeld für das Fehlen von Technologien und Organisationsstrukturen zur Krisenbewältigung verantwortlich. Eine Lagebilderfassung erfolgt nur verzögert und teilweise lückenhaft. Es gibt kein durchgängiges nationales Krisenmanagementsystem und auch die Pandemieplanung auf kommunaler Ebene ist lückenhaft. Die Verteilung von technischer Ausrüstung wie beispielsweise medizinischem Einwegmaterial erfolgt aus dezentralen Lagern nach dem Gießkannenprinzip ohne Berücksichtigung bestimmter Priorisierungskriterien.

Immerhin trägt eine Einschränkung der Mobilität der Bevölkerung, etwa durch Ausgangssperren, dazu bei, die Ausbreitung der Pandemie einzuschränken.

Bei der Kommunikation zwischen Behörden und Bevölkerung werden Fehler gemacht. Durch die häufig verzögerte und unvollständige Information, durch das schlechte Krisenmanagement insgesamt und die Ausfälle einiger Infrastrukturen ist die Stimmung in der Bevölkerung sehr aufgeheizt. Die Menschen sind panisch und reagieren immer unkontrollierbarer.

Ein Grund dafür, dass diese eigentlich nicht allzu starke Pandemie dennoch eine mittlere Krise ausgelöst hat, kann in dem Fehlen einer sorgfältigen Planung und Durchführung von Katastrophenschutzmaßnahmen liegen.

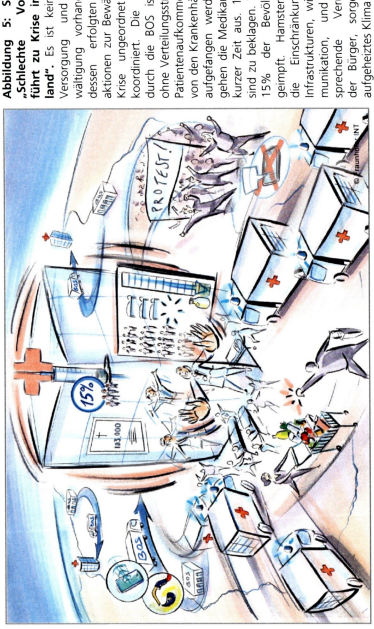

Abbildung 5: Szenario 2 "Schlechte Vorbereitung führt zu Krise in Deutschland". Es ist kein Fluss der Versorgung und Krisenbewältigung vorhanden. Stattdessen erfolgten die Reaktionen zur Bewältigung der Krise ungeordnet und unkoordiniert. Die Versorgung durch die BOS ist dezentral ohne Verteilungsstrategie. Das Patientenaufkommen kann von den Krankenhäusern nicht aufgefangen werden. Zudem gehen die Medikamente nach kurzer Zeit aus. 103.00 Tote sind zu beklagen. Weniger als 15% der Bevölkerung ist geimpft. Hamsterkäufe und die Einschränkung einiger Infrastrukturen, wie Telekommunikation, und die entsprechende Verunsicherung der Bürger, sorgen für ein aufgeheiztes Klima

3.3.3 Szenario 3: „Wir sind auf alles vorbereitet"

Aufgrund von abschreckenden Beispielen wie Influenza-Viren, die andernorts schwere Krisen ausgelöst haben, hat sich Deutschland in den letzten Jahren intensiv auf eine Pandemie vorbereitet. Es sind alle notwendigen Maßnahmen im Vorfeld getroffen worden und als 2020 tatsächlich eine Pandemie Deutschland erreicht, handeln die Behörden und Organisationen mit Sicherheitsaufgaben (BOS) umsichtig.

Die in den Jahren vor der Pandemie vorhandene sehr hohe Innovationsfähigkeit in den BOS ermöglicht nun den Einsatz verbesserter Technologien und Dienstleistungen. Durch eine umfassende Pandemieplanung kann die öffentliche Verwaltung die Wahrung der Sicherheit und die Versorgung der Bevölkerung sicherstellen. Die verschiedenen Akteure des Katastrophenschutzes auf Bundes- und Länderebene wissen um ihre Zuständigkeitsbereiche und stimmen sich eng mit einander ab. Eine permanente regionale und überregionale Bevorratung und Lagerung technischer Ausrüstung ermöglicht, dass die strategische Verteilung der Ausrüstung auf Basis definierter Priorisierungskriterien funktioniert. Die BOS haben ausreichend Personal, ebenso die Infrastrukturbetreiber, sodass die grundlegende Versorgung mit Strom, Trinkwasser, Lebensmitteln und Treibstoff sowie die Verfügbarkeit der Kommunikations-netze uneingeschränkt sichergestellt sind.

Im Medizinbetrieb sind gemäß neuer, gesetzlicher Vorgaben ebenfalls umfassende Vorbereitungsmaßnahmen auf einen Pandemiefall getroffen worden. Das medizinische Personal wurde diesbezüglich flächendeckend geschult. Dies zahlt sich aus, denn das Virus ist hoch infektiös und die Krankenhäuser sind ausgelastet. Medikamente stehen in ausreichendem Maß zur Verfügung, das gilt sowohl für Virustatika wie für sonstige gebräuchliche Medikamente. Der Impfstoff wird so rasch wie möglich entwickelt und steht zum Peak der Pandemie zur Verfügung. Immerhin sind über 40 % der Bevölkerung bereits gegen das Virus geimpft. Mit fünf Millionen Erkrankten und 5000-15000 Toten ist das Ausmaß der Pandemie in Deutschland begrenzt.

Auch in Hinblick auf die Kommunikation geben die Behörden ihr Möglichstes, die Öffentlichkeit optimal über die Gesamtsituation und über ihre Vorgehensweise und getroffene Maßnahmen zu informieren. Trotzdem ist die Stimmung in der Bevölkerung verunsichert und verängstigt. Möglicherweise liegt dies am Verlauf der Pandemie in anderen Ländern oder einem allgemeinen Misstrauen in die deutschen Behörden, das in diesem Fall nicht gerechtfertigt wäre. Möglicherweise wird aber auch die von den Behörden angeordnete Einschränkung der Mobilität der Bürgerinnen und Bürger als „übertrieben" empfunden. Empfehlungen zur Nicht-Benutzung des ÖPNV, aber auch die vermehrten Absagen von Großveranstaltungen werden als Eingriffe in die persönliche Freiheit empfunden und verschlechtern dadurch die Stimmungslage.

In diesem Sinne verläuft auch die Kommunikation der Internetnutzer mit der Politik über die neuen Medien nicht sachlich, sondern interessensbezogen und polemisch.

Insgesamt zeigt sich aber, dass die gründliche Vorbereitung und ein umsichtiges Krisenmanagement wesentlich zu dem vergleichsweise glimpflichen Ausgang der Krise beigetragen haben.

Abbildung 6: Szenario 3 „Wir sind auf alles vorbereitet". Der Fluss zur Versorgung und Krisenbewältigung ist uneingeschränkt vorhanden; alles läuft rund. Es wurde in krisenfreien Zeiten vorausschauend kalkuliert. Die permanente regionale und überregionale Bevorratung & Lagerung sowie ein zentral gesteuertes Verteilungssystem sorgen für eine flächendeckende Versorgung mit Ressourcen wie technischer Ausrüstung, Medikamenten & Personal. Die Patientenversorgung in den Krankenhäusern verläuft reibungslos. Über 40% der Bevölkerung ist geimpft. Die Versorgung mit Trinkwasser, Energie, Lebensmitteln und Treibstoff ist gesichert. Allein die Beeinträchtigung im Alltag durch Einschränkungen u. a. des ÖPNV sorgt für Unmut in der Bevölkerung.

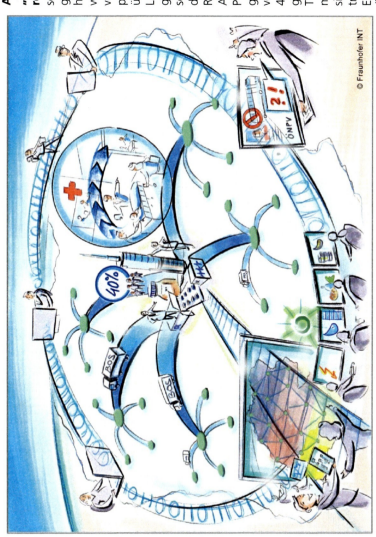

4 Schlussfolgerungen aus den Szenarien - Ergebnisse des Experten-Workshops

Zur Diskussion der ausgewählten Szenarien und um konkrete Handlungsempfehlungen für eine bessere Vorbereitung auf reale Pandemiefälle abzuleiten, wurde am Fraunhofer-Institut für Naturwissenschaftlich-Technische Trendanalysen (INT) in Euskirchen ein Workshop durchgeführt, an dem Experten aus Forschung, Industrie und BOS teilnahmen.

Die oben beschriebenen Szenarien weisen unterschiedliche Rahmenbedingungen und Auswirkungen denkbarer Pandemieverläufe für das Jahr 2020 auf, die von den Teilnehmern diskutiert und hinterfragt wurden. Zum Beispiel: Wie effektiv sind die in den Szenarien dargestellten Vorbereitungsmaßnahmen gewesen? Haben in den Szenarien Behörden, medizinische Einrichtungen, Bürgerinnen und Bürger nach dem Eintreten der Pandemie richtig reagiert und wie gehen sie mit der Situation um? Und welche Rückschlüsse für die Verbesserung von Maßnahmen zur Prävention und Bekämpfung von Pandemien lassen sich aus den in den Szenarien skizzierten spezifischen Verläufen ziehen?

Diese und weitere Fragen wurden während des Workshops von den Experten diskutiert. Virologen, Katastrophenschutzbeauftragte, Mediziner, Soziologen und weitere Fachleute brachten dabei ihre unterschiedlichen Perspektiven und Erfahrungen ein. Als Ergebnis wurden für alle Szenarien teilweise konkrete szenariobezogene, teilweise aber auch allgemeingültige Handlungsempfehlungen formuliert.

Die wesentlichsten im Rahmen des Experten-Workshops diskutierten Anregungen und Vorschläge zur nachhaltigen

Verbesserung der Pandemievorsorge und -planung in Deutschland wurden in sechs Schwerpunkten zusammengefasst.

4.1 Antiepidemische Präventivmaßnahmen

Eine der wirkungsvollsten Präventivmaßnahmen, um die Ausbreitung einer Pandemie zu verhindern oder zumindest einzudämmen, stellt die rechtzeitige und umfassende Aufklärung der Bürgerinnen und Bürger über das richtige Verhalten zur Infektionsvermeidung dar. Bei vielen Menschen fehlt das Bewusstsein dafür, wie man sich durch einfache Maßnahmen vor einer Ansteckung mit einem Influenza-Virus oder anderen Erregern, schützen kann. So können z. B. gerade in der Früherziehung einfache Verhaltensmuster wie richtiges Händewaschen oder das Niesen in die Ellenbogenbeuge leicht erlernt und automatisiert werden. Auch durch gezielte Aufklärungskampagnen können Jugendliche und Erwachsene erreicht werden. Als Beispiel sind hier die AIDS-Kampagnen der Bundeszentrale für gesundheitliche Aufklärung zu nennen. Wirkungsvolle Mittel sind z. B. Informationsmaterialien wie Broschüren oder Aufkleber, etwa mit Anleitungen zum richtigen Händewaschen, die beispielsweise in öffentlichen Gebäuden verteilt werden. Darüber hinaus könnten mit einer regelmäßigen Aufklärungssendung im Fernsehen nachhaltige Kenntnisse in der Bevölkerung aufgebaut werden, sodass die Bürgerinnen und Bürger im Pandemiefall wissen, wie sie sich richtig zu verhalten haben.

4.2 Antiepidemische Maßnahmen im Pandemiefall

Wenn der Pandemiefall eingetreten ist und auch Deutschland erreicht hat, sollte einer weiteren Ausbreitung vor allem durch Kontaktvermeidungsmaßnahmen entgegengewirkt werden. Zu diesem Zweck können Maßnahmen wie Empfehlungen zur Meidung von Menschenmengen oder des öffentlichen Nahverkehrs bis hin zur Verhängung von Ausgangssperren durchgeführt werden, je nach Schwere der Pandemie. Menschen, die aus privaten oder beruflichen Gründen gezwungen sind zu reisen, sollten zudem darauf achten ihre Art des Reisens an die Pandemie-Situation anzupassen. Konkret kann dies zum Beispiel bedeuten, grundsätzlich mehr Abstand zu anderen Menschen zu halten, einen medizinischen Mundschutz zu tragen oder Desinfektionsmittel für die Hände zu verwenden. Auch die Schließung von Schulen kann ein adäquates Mittel sein, um die Ausbreitung bzw. die Auswirkungen einer Pandemie zu vermindern. Hier scheint es bisher keine konkreten oder einheitlichen Richtlinien zu geben, ab welchem Zeitpunkt einer Pandemie bzw. unter welchen Rahmenbedingungen eine Schulschließung durchzuführen ist. Jedoch könnte bei Vorliegen einer schweren Pandemie bzw. eines aggressiven Influenza-Virus eine Schließung der Schulen bereits zu einem frühen Zeitpunkt nach Auftreten der ersten Influenza-Fälle in Deutschland sinnvoll sein, um die Infektionskette rechtzeitig zu unterbrechen. Wenn Kinder zuhause bleiben müssen, und damit ggf. auch ihre Eltern, wird die Gefahr einer Ansteckung gesenkt. In Verbindung mit anderen antiepidemischen Maßnahmen können Kontaktvermeidungsmaßnahmen maßgeblich dazu beitragen, den Peak der Pandemie nach hinten zu verschieben. Die Verlängerung dieses Zeitfensters kann gerade dann vorteilhaft sein, wenn ein

Pandemieimpfstoff zunächst nicht zur Verfügung steht bzw. sich Entwicklung und Tests verzögern.

4.3 Verbesserung der Krisenkommunikation

Im Rahmen der Krisenkommunikation während einer Pandemie ist es von entscheidender Bedeutung, dass die Bürgerinnen und Bürger so früh und so umfassend wie möglich über die Pandemielage informiert werden und die Glaubwürdigkeit dieser Informationen gewährleistet ist. Nur dann sind die Menschen auch bereit entsprechenden, zum Teil auch restriktiven Handlungsanweisungen der Behörden Folge zu leisten. Empfehlenswert erscheint dabei eine tägliche Unterrichtung der Bevölkerung zur selben Uhrzeit und durch dieselbe Person, beispielsweise ein tägliches Briefing zur Pandemielage in den 20 Uhr-Nachrichten durch den Bundespräsidenten, den Präsidenten des Robert Koch-Instituts oder einer anderen Person, die in der Bevölkerung Vertrauen genießt. Außerdem sollte auf mittel- bis langfristige Sicht ein wissenschaftliches Expertennetzwerk aufgebaut werden, um den Medien kompetente und vertrauenswürdige Ansprechpartner zur Verfügung stellen zu können. Ziel dieser Maßnahmen ist die Verringerung von Fehlinformationen, wie sie z. B. bei der EHEC-Epidemie 2011 durch zum Teil Fachfremde vermittelt wurden. Zusätzlich sollten die Informationsquellen der Experten bekannt gemacht werden, um die Nachprüfbarkeit und somit die Glaubwürdigkeit der berichteten Informationen zu erhöhen.

In Hinblick auf das sich stetig verändernde Kommunikations- und Informationsverhalten müssen auch die Wege der Krisenkommunikation kontinuierlich an neue technische Möglichkeiten und neue Medienplattformen wie der Nutzung von *Social Media*, angepasst werden. Gerade die neuen Medien sollten dabei auch präventiv beobachtet und ausgewertet werden; zum einen um Messaging-Aktivitäten bei Twitter- oder anderen *Social Media* für die Surveillance bzw. als Frühwarnsysteme zu nutzen bzw. weiter auszubauen, und zum anderen damit Experten intervenieren können, wenn z. B. in Internetforen massiv Fehlinformationen oder aufgeheizte Meinungsäußerungen verbreitet werden.

Ein besonderer Fokus bei der Krisenkommunikation sollte auch auf den Ärzten liegen. So sollten bereits in der Medizinerausbildung die Kompetenzen angehender Ärztinnen und Ärzte hinsichtlich der Rolle öffentlicher Kommunikation im Pandemiefall gestärkt werden, denn gerade der Hausarzt ist für viele Menschen häufig der erste Ansprechpartner zu Fragen rund um das richtige Verhalten vor und während einer Pandemie. Durch einheitliche Handlungsempfehlungen der Ärzte kann hier mehr Sicherheit z. B. bezüglich des rechtzeitigen Einleitens von Maßnahmen zur Infektionsvermeidung geschaffen werden.

4.4 Verstärkung von Trainings- und Übungsmaßnahmen

Damit Einsatzkräfte und medizinisches Personal in Krankenhäusern beim Ausbruch einer Pandemie richtig reagieren können, müssen z. B. notwendige Abläufe und Vorgehensweisen vorher festgelegt sein und regelmäßig eingeübt werden. Trainingsmaßnahmen nicht nur im Umgang mit Verletzten, sondern insbesondere auch mit hoch ansteckenden Krankheiten sollten daher wieder stärker in den Mittelpunkt gerückt werden. Die vielfach bereits vorhandenen Regelungen und Pandemiepläne, die in Deutschland vor allem auch auf kommunaler Ebene existieren, müssen dazu noch praxisbezogener werden und beispielsweise auf die Aufgaben und Anforderungen der Krankenhäuser vor Ort herunter gebrochen werden. Allerdings sind Übungen in den stressigen Alltag vor allem in Krankenhäusern nur schwer zu integrieren. Daher sollten Trainingsmethoden entwickelt werden, die weniger zeitraubend sind und den Alltagsbetrieb nicht zusätzlich behindern. Denkbar wäre der Einsatz virtueller Trainingsplattformen, wo der Umgang mit einer großen Zahl Influenza-Erkrankter z. B. mittels Computersimulationen geübt werden kann. Anhand solcher Simulationen könnten auch Engpässe in Personal- oder Materialkapazitäten identifiziert werden.

Darüber hinaus müssen bei der zukünftigen Gestaltung und Planung von Trainings- und Übungsmaßnahmen auch gesellschaftliche Entwicklungen wie der demografische Wandel stärker in den Blick genommen werden. Insbesondere die speziellen Anforderungen bei der Rettung, Versorgung und Behandlung älterer Menschen, die eventuell mit physischen Einschränkungen wie etwa Gehbehinderungen verbunden sind, dürfen in der Praxis nicht die Geschwindigkeit oder die Qualität der Versorgung im Pandemiefall verringern.

4.5 Verbesserung strategischer Maßnahmen zur Pandemievorbereitung

Bestimmte Verbrauchsmaterialien oder Geräte können nach dem Ausbruch einer Pandemie schnell knapp werden. Deshalb empfiehlt sich hier u. a. eine ausreichende Bevorratung, auch wenn Verbrauchsmaterialien regelmäßig erneuert oder Geräte in Stand gehalten werden müssen. Dazu zählen medizinische Einwegmaterialien wie Einwegspritzen, Atem-masken oder auch Desinfektionsmittel, medizinische Gerätschaften wie Beatmungsgeräte, technische Ausrüstung wie Notstromaggregate und weitere im Krisenfall benötigte Ressourcen. Zusätzlich sollte auch die Verteilung von Ausrüstung und Materialien optimiert werden. Innerhalb Deutschlands kann die Pandemielage stark variieren, weshalb die Verteilung regional oder lokal angepasst werden muss. Auch sollten hierzu logistische Strategien zur schnellen Verschiebung der Ressourcen entwickelt werden, wenn die Pandemie zunächst in einer und später in einer anderen geografisch weiter entfernten Region ausbricht. Das gilt sowohl für Materialien und Geräte als auch für Einsatzkräfte oder mobile Impfteams, vor allem wenn einige dieser Personen bereits eine Immunität entwickelt haben. In Hinblick auf die ambulante medikamentöse Versorgung sollte eventuell erwogen werden, Apotheken zu bestimmen, in denen im Pandemiefall auch ohne Rezept notwendige antivirale Arzneimittel erworben werden können.

Zudem sollten auch Unternehmen, und hier insbesondere auch KMU, stärker dazu angehalten werden, eigene Pandemiepläne zu entwickeln und mit den Mitarbeitern zu trainieren. Im Fall des Ausbruchs einer schweren Pandemie ist es gut möglich, dass die BOS den Betrieben aufgrund ihrer Auslastung keine Hilfestellungen mehr geben können. Dann muss möglichst übergangslos eine innerbetriebliche Pandemieplanung greifen.

4.6 Impfprävention

Damit mehr Bürgerinnen und Bürger sich impfen lassen, müsste das Thema Impfprävention stärker in den Vordergrund gerückt und positiver in der Öffentlichkeit diskutiert werden. Dazu sind Aufklärung und gegebenenfalls auch Image-Kampagnen notwendig, insbesondere nach den negativen Erfahrungen, die mit dem Impfstoff gegen den Erreger der Schweinegrippe (Stichwort „Kanzlerimpfstoff") gemacht wurden. Außerdem sollten im hausärztlichen Bereich und bei den Krankenkassen verstärkt

Impfkompetenzen aufgebaut werden. Hierzu ist zum einen eine verbesserte Ausbildung von Medizinstudenten in der Impfmedizin notwendig. Zum anderen könnten durch die Krankenkassen veranstaltete Schulungen zum Thema Impfung und Infektionsvermeidung niedergelassene Ärzte dazu befähigen, ihre Patienten besser zu versorgen und diese in ihrer Rolle als erster medizinischer Ansprechpartner von der Notwendigkeit einer Impfung sowie allgemeiner hygienischer Maßnahmen zu überzeugen.

Zu einer erfolgreichen Impfprävention gehört dabei auch, dass vorausgehend die Zuständigkeiten innerhalb des Gesundheitswesens klar und eindeutig festgelegt sind. Im Rahmen einer Impfstrategie sollte daher geregelt sein, wer die Kosten der Impfungen trägt und welche Ärzte impfen.

5 Diskussion

Während ein Teil dieser empfohlenen Maßnahmen für den akuten Pandemiefall angelegt ist, besitzen viele der Empfehlungen bereits heute Gültigkeit bzw. könnten bereits heute in Angriff genommen werden. Sie dienen der Prävention sowie der Vorbereitung auf einen zukünftigen Eintritt einer Influenzapandemie. Präventive Maßnahmen können dazu beitragen, die Verbreitung eines Virus aufzuhalten und somit die Schwere einer Pandemie einzudämmen. Sie sind ein wichtiger Schlüssel, um die Bürgerinnen und Bürger bestmöglich vor den Gefahren einer Pandemie zu schützen. Präventivmaßnahmen haben zudem den Vorteil, dass sie immer kostengünstiger sind als Interventionsmaßnahmen. Frühzeitige Investitionen in Medikamentenvorräte, technische Ausrüstung oder strategische Planung rechnen sich dabei auch angesichts der zu erwartenden hohen ökonomischen Schäden aufgrund einer Pandemie. Die Botschaft mag trivial sein, doch sie ist von grundlegender Bedeutung: Eine schnelle Reaktion von Katastrophenschutzbehörden und Einsatzkräften und das zügige Einleiten von Gegenmaßnahmen beim Ausbruch einer Pandemie kann sich nur durch eine gründliche und koordinierte Vorbereitung im Vorfeld und durch umfassende und verantwortungsvolle Krisenkommunikation während einer Pandemie optimal entfalten. Dazu sind nicht zuletzt auch bessere personelle und finanzielle Rahmenbedingungen notwendig, um eine optimale Umsetzung staatlicher bzw. kommunaler Pandemievorsorge und -planung zu erreichen sowie den Ausbau koordinierter und organisationsübergreifender Trainings- und Übungsmaßnahmen voranzutreiben.

In jedem Falle sollen die in diesem Projekt abgeleiteten Handlungsempfehlungen verantwortlichen Akteuren in Staat, Wirtschaft und Gesellschaft als Anstoß und Diskussionsgrundlage dienen, um Deutschland durch die Entwicklung und Optimierung von Präventions- und Bewältigungsmaßnahmen hinsichtlich des Bevölkerungsschutzes und des Schutzes kritischer Infrastrukturen besser auf eine mögliche Pandemie in den nächsten Jahren vorzubereiten.

[1] Pandemic Flu History: http://www.flu.gov/pandemic/history/index.html
[2] H5N1 avian influenza: Timeline of major events; WHO, 25. Januar 2012
[3] Luftverkehrsbericht 2010; DLR, 09. Februar 2012;
http://www.dlr.de/fw/desktopdefault.aspx/tabid-2937/4472_read-33504/
[4] Anteil der städtischen Bevölkerung nach Regionen; Stiftung Weltbevölkerung:
http://www.weltbevoelkerung.de/oberes-menue/publikationen-downloads/zu-unseren-themen/grafiken/bevoelkerungsentwicklung/anteil-staedtischer-bevoelkerung-nach-regionen.html
[5] Vereinte Nationen, World Urbanization Prospects: The 2011 Revision, 2012
[6] Mark Woolhouse, Epidemiologe; Edinburgh, UK
[7] Influenza A (H1N1)2009 – Ein epidemiologischer Rückblick; Priv. Doz., Dr. med. Gérard Krause, Tagung der deutschen Vereinigung zur Bekämpfung der Viruskrankheiten e. V. Bremen, 24. September 2010;
http://www.rki.de/DE/Content/InfAZ/I/Influenza/Pandemie/Vortrag.html?nn=2370464

Danksagung:

Für ihre aktive Unterstützung der Studie möchten wir uns bei den folgenden Personen bedanken:

Prof. Dr. Walter Biederbick, Dr. Peter Michael Bittighofer, MinR Dr. Johannes Blasius, Dr. Boris Böddinghaus, Klaus-Dieter Büttgen, Beate Coellen, Dr. Gerhard Dobler, Prof. Dr. Martin Eichner, Dr. Norbert Engelhard, Dr. Stefan Engert, Prof. Dr. -Ing. Frank Fiedrich, Matthias Gahlen, Dr. Wolfgang Panter, Dr. Michael Pfleiderer, Dr. Valentin Rauer, Dr. Peer Rechenbach, Prof. Dr. Bernhard R. Ruf, Dr. Wilfried Steffens, Dr. Susanne Stöcker, Dr. Christine Uhlenhaut, Prof. Dr. Gerhard Vowe

Herrn Heyko Stöber sei für die Illustration der Szenarien gedankt.